AF312698

LETTRE

SUR LA NATURE

ET

LES PROPRIETEZ

DES EAUX

DE GAN,

PAR M. BERGEROU Médecin Royal, Doyen de la Faculté de Pau, & Membre de l'Academie Royale des Sciences & beaux Arts, établie en cette Ville.

A M. *** Docteur en Médecine.

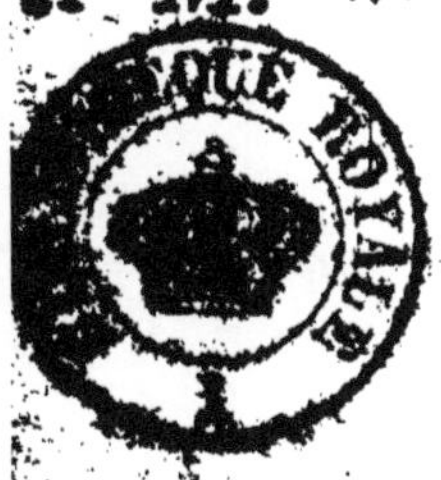

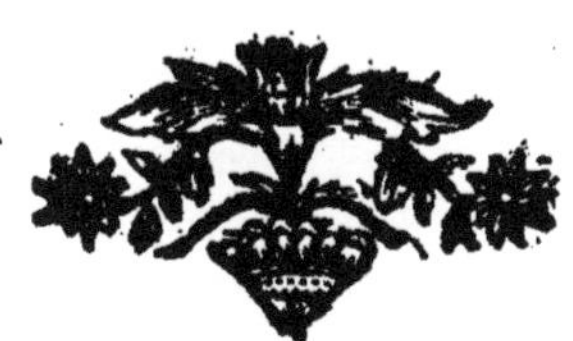

A AMSTERDAM,

De l'Imprimerie d'ABRAHAM WARTHON.

M. DCC. XXXXIX.

LETTRE

SUR la Nature & les Proprietés des Eaux de Gan.

PAR M. BERGEROU Médecin Royal, Doyen de la Faculté de Pau, & Membre de l'Academie Royale des Sciences & beaux Arts, établie en cette Ville.

A M. ✻✻✻ Docteur en Médecine.

VOUS n'ignorez pas, MONSIEUR, que je donnai au Public, il y a quelques Années une dissertation en forme de Lettre sur les proprietés des Eaux de Gan, & principalement de celles du Broca, dans laquelle je les représentai comme de veritables Acidules, Ferrugineuses, Vitrioliques, Bitumineuses, Alkalines, aiguisées d'un Sel neutre, & animées d'un esprit mineral très-manifeste : j'ajoûtai qu'elles étoient Aperitives, Stomachales, Absorbantes, propres pour bien de maladies tant internes qu'externes ;

A

& sur-tout fort recommandables contre la Colique nephretique, & les Fiévres intermittentes opiniâtres.

Tel est l'Extrait de cet Ouvrage. Depuis que j'en eus fait part au Public, j'ai continué d'examiner ces Eaux avec soin; convaincu par le peu d'experience, que j'ai des Eaux minerales, qu'il est bien difficile de s'en former du premier coup une juste idée, & qu'il est bon sur-tout de les examiner dans les differentes Saisons pour mieux connetre les variations dont elles sont susceptibles, non seulement j'ai renouvellé plusieurs fois & en des temps differents les Essais & les Mélanges que j'y avois déjà faits. Mais j'en ai encore tenté de nouveaux. J'ai fait plus ; comme l'Artiste à qui j'avois confié la Cristallisation de leur Sel n'avoit pû en venir à bout (ce qui pourtant m'auroit été necessaire pour en fixer la nature d'une maniere bien précise) j'en fis quelque temps après une seconde Analyse, dans laquelle j'ai mieux developé & la nature, & la quantité de ce Sel, que je n'avois fait dans la premiere. Independemment de tout cela, j'ai eu, depuis l'Impression de mon Ouvrage, des occasions à faire des observations de pratique très-utiles, & fort honorables pour ces Eaux ; toutes ces raisons m'ont engagé à écrire en leur faveur une seconde Lettre, que je prends la liberté de vous adresser. J'espere que vous me rendrez la Justice, que je n'ai eû dans mon Travail d'autre objet, que le bien du Pays & l'intérêt Public.

Il y a actuellement à Gan deux Sources principales; l'une appartient à la Communauté, & s'appelle la Source du Broca ; l'autre appartient à Mr. Lavillé, & se nomme la Source de Lavillé ; quoique l'Eau de ces deux Sources se ressemble beaucoup, il y a pourtant assès de difference pour en faire le Portrait séparement.

Commençons par celui des Eaux du Broca.

S'il en faut croire à la tradition des Anciens du lieu, les Eaux du Broca étoient autrefois en usage & fort estimées contre les douleurs ; mais, soit qu'elles ayent été de tous les temps impraticables ; soit qu'aucun Medecin des environs ne se soit attaché à les connetre exactement, ou à en manifester les Vertus ; elles ont resté pendant long-temps dans l'oubli, & ne sont connuës à proprement parler, que depuis environ vingt Ans. Les bons effets qu'elles produisirent, il y a quelques Années sur un assez grand nombre de Malades, & les témoignages favorables qu'en rendirent à la Communauté des Medecins éclairés, l'engagerent à ne rien épargner pour mettre cette Source en état ; il seroit inutile de décrire toutes les modifications qu'elle a reçuës depuis quelques Années ; il suffit de sçavoir qu'on y a construit une très-belle Fontaine, & qu'à la faveur de divers Ouvrages, qui ont été dirigés sous les Yeux de Messieurs les Intendans par des Gens très-experts, toute l'Eau minerale est parfaitement ramassée, & qu'il ne tient aujourd'huy qu'à peu de chose, qu'elle ne soit entierement à l'abri de toute communication avec les Eaux étrangeres.

Cette Fontaine est placée à peu de distance de la Ville, tout auprès d'un petit Bois environné de Côteaux ; il s'en faut beaucoup qu'elle ne soit abondante, puisqu'elle ne donne gueres plus gros qu'une Plume à écrire. Le Terrain où elle est construite est un mélange d'un Sable brun, & d'une espece de Marne couleur d'Ardoise ; l'une & l'autre portion est disposée par couches exactement entre-mélées ensemble, & distribuées avec un Air de symmetrie. C'est principalement

à travers la portion Sablonneuse, qu'on voyoit pendant les Travaux suinter l'Eau minérale en forme de
Pleurs. Les couches de Marne n'y paroissoient presque
placées, que pour servir de point d'appui à celles de
sable, qui auroient pû aisement s'ébouler, si la nature n'avoit pris cette sage précaution.

Un des moyens des plus propres à nous faire connetre la nature des Eaux minérales, c'est l'examen
des mineraux qu'elles déposent dans le terrain où
elles jaillissent. Je regarde cette voye, comme une
espece d'analise, d'autant plus sûre, qu'elle se fait dans
le sein même de la nature, & sans le secours d'aucun
agent, qui puisse être suspect. Aussi en m'attachant à
la connoissance des Eaux de Gan, mon premier soin
fut de suivre exactement tous les travaux, qui furent
faits en divers temps pour la construction de la Fontaine. Les observations que je fis à cet égard, sont
1°. Qu'à mesure qu'on crusoit le terrain, il exhaloit
une odeur de poudre à canon très manifeste. 2°. Qu'il
y avoit certains morceaux de sable fort noirs, qui
repandoient beaucoup plus que les autres la même
odeur. 3°. Que ces Eaux déposoient souvent en se fil-
trant à travers la partie sablonneuse, une terre rousfa-
tre & comme argilleuse, qui fermente avec tous les
acides, & d'où le couteau aimanté attiroit du fer,
sans le secours de la calcination ni d'aucune adition.
4°. Qu'on trouva dans le terrain, lorsqu'il fut ap-
profondi à un certain point, plusieurs concretions
pierreuses fort noiratres, qui rougissoient un peu par
la calcination, contenoient des particules que l'aiman
attiroit, & exhaloient une odeur de poudre à canon
très forte & très desagréable, lorsqu'on les jettoit
dans de l'Eau bouillante. 5°. Enfin, que le terrain

toit parfemé de plufieurs lames de figure carrée, épaiffes de demi ligne, longues d'environ une & demi, luifantes, infipides, indiffolubles même dans l'Eau boüillante, qui ne fermentoient pas avec les acides les plus actifs, & qui par la calcination fe convertiffoient en une terre grife, qui ne fermentoit pas non plus avec aucune forte d'acide.

Tels font les mineraux, que je découvris dans le terrain où la Fontaine eft placée. Quand même nous n'aurions que ces notions pour parvenir à la connoiffance des Eaux du Broca, nous fçaurions du moins bien fûrement. 1°. Qu'elles ont une partie graffe & bitumineufe, qui fe trouvant mêlée avec une terre Alkaline s'exalte, & répand l'odeur de poudre à canon dont nous avons parlé. 2°. Qu'elles ont une terre martiale Alkaline. 3°. Qu'elles charrient du fer, & par confequent qu'elles font vitrioliques, puifque le fer ne fçauroit fe foûtenir, comme il fait dans ces Eaux, s'il n'y étoit diff. ut par un acide, ou ce qui revient au-même, s'il n'y avoit été d'abord en forme de Vitriol. 4°. Que ce Vitriol fe décompofe dans leur cours, puifqu'outre qu'il eft impoffible d'en découvrir de pûr dans les Eaux du Broca, on trouve non-feulement dans leur route le fer en fubftance & feparé de fon acide ; mais encore, comme nous l'avons remarqué, des lames infipides & brillantes, qu'il faut regarder comme des matieres Talqueufes, qui fuivent toûjours la décompofition du Vitriol, comme M. Geoffroy l'a établi par plufieurs exemples.

Un autre moyen encore auffi fimple & auffi fûr pour parvenir à la connoiffance des Eaux minerales, c'eft la confideration de leurs qualités fenfibles. Nous n'apprenons, il eft vrai, aujourdhuy par cette voye ſi-non que les Eaux du Broca ſont vittioliques, ferrugineuſes, puiſqu'elles n'agiſſent uniquement que ſur l'organe du goût, ſur lequel elles ne font qu'imprimer un goût de ſechereſſe & d'adſtriction, qui eſt propre aux Eaux ferrugineuſes ; mais tout le monde ſçait que lorſque ces Eaux ont été dans leur perfection, elles avoient une odeur ſulphureuſe un peu vitriolique, qui ſe repandoit au loin, & qui étoit quelquefois ſi pénétrante, ſur-tout dans certaines matinées bien belles & bien fraiches, que je pourrois citer des perſonnes qui ne pouvoient reſter long-temps à la Fontaine, tant elles en étoient entêtées ; je puis certifier, que lorſque je donnai mon ouvrage au Public, ces Eaux avoient toutes ces qualités, & que comme perſonne ne l'ignore, elles alteroient la couleur de l'argent en le jauniſſant dabord, & le rendant enſuite d'un brun mêlé de rouge. Il eſt vray, pour ne rien diſſimuler, que ces Eaux n'ont jamais été bien conſtantes dans leurs qualités ſenſibles ; & le moyen qu'elles ayent pû l'être, puiſqu'outre qu'elles ſont placées dans un endroit aſſez marécageux, elles n'ont d'ailleurs jamais été parfaitement à l'abri du commerce des Eaux pluviales ; & voilà par où le Public peut très-bien concilier le Portrait, que j'en fis il y a quelques Années avec celui qu'en a fait poſterieurement M. Bordeu Fils, tout contraire qu'il eſt au mien ; toute la difference qui eſt entre Nous, c'eſt que j'ai peint ces Eaux dans un état de pureté & de perfection, telles qu'elles étoient lorſque je donnai mon Ouvrage au Public, & telles qu'elles ſeront ſans doute, lorſqu'on aura mis la derniere main aux travaux qui ſont déjà bien avancés ; au lieu que M. Bordeu les a peintes dans un temps où elles étoient troubles, ſales pleines de

Boüé, & où comme il le dit lui-même, elles fentoient
la Vafe. Repréfentez-vous deux Peintres qui entrepren-
nent le Tableau de la même Perfonne ; l'un pour la
peindre choifit le temps de fa Santé ; l'autre celui de fa
Maladie ; entre les Mains de celui-là, c'eft une beauté
qui fait plaifir à voir ; entre les Mains de celui-ci,
c'eft un Squelette qui fait horreur. Cependant malgré
la diverfité de leur Tableau chacun d'Eux a rempli
fon point de vûë ; & chaque Portrait eft également
fidéle : mais approuvez-vous, que le fecond ait pris
avec affectation le temps de fa Maladie pour en tracer
le Tableau ; qu'au lieu de marquer expreffement qu'il
la peinte dans cette circonftance, il s'en aille criant
de toutes parts ; la voilà donc cette beauté tant van-
tée ! que font devenus ces traits, ce coloris, fes
graces qu'on fait fonner fi haut ? *pour Moy, j'ai eu
beau l'examiner avec attention ; je puis certifier, que
je l'ai tôûjours vûë, comme je l'ai peinte. Peut-être
n'eft-elle pas aujourd'hui, comme elle étoit lorfqu'un
de mes Confreres en traça le Tableau. Cependant, j'ai
demandé avec foin, s'il lui eft arrivé quelque changement
& me fuis informé de tout avec exactitude, mais l'un m'a
dit Blanc, l'autre Noir ; & jamais je n'ai pû avoir
de réponfe précife* ~~..~~
~~..............~~ ; je ne fçai pas ce que vous pro-
noncerez fur ce Peintre ; mais pour Moi, il me
femble, que fon Pinceau badin, pour n'en pas dire
d'avantage, s'eft égayé aux dépens de la belle.
Voilà au jufte comme M. B. s'eft conduit par rapport à nos Eaux de Gan. Il faut croire puifqu'il
l'affure, qu'il ne leur à jamais vû ni d'odeur fulphu-
reufe, ni la qualité d'alterer la couleur de l'argent ;
mais on peut dire que c'eft fa faute, puifqu'il eft de

c'est ainsi, à peu près, que s'exprime Mr. Bordeu.

mon fait, & de notorieté publique qu'elles ont eu ces qualités pendant le premier séjour qu'il avoit fait ici ; mais quand même il seroit vrai, qu'il n'auroit jamais été à portée de le voir par lui-même , n'avoit-il pas devant les yeux le Tableau, que je venois d'en donner au Public ? quel autre que lui n'eût pas été convaincu à cette vûë ? & comment se peut-il que M. Bordeu ne se soit pas dit lui-même, à lui-même que je n'avois pû ni me tromper sur un point qui est du ressort des sens , ni former le projet d'en imposer au Public sur un fait qui est à la portée de tout le monde , & qu'un chacun peut verifier à son gré ; cette idée seule ne devoit-elle pas dissiper les doutes de M. Bordeu ? cependant tant s'en faut qu'il soit convaincu sur ma parole qu'il s'exprime ainsi ; *peut-être*, dit-il, *que l'Eau de Gan n'étoit pas la même lorsque je l'ay vûë, que lorsque M. Bergeron l'a examinée* ; mais ce qu'il y a de singulier, c'est que pour mieux acrediter ses doutes volontaires, M. Bordeu se représente dans sa Lettre comme un homme qui n'a rien negligé pour sçavoir la verité ; mais dans le fond qu'a-t'il donc fait pour y parvenir ? a-t'il consulté les honnêtes Gens du lieu, qui se faisoit un plaisir d'observer chaque jour les progrès de leur Source ? non, il a eu, dit-il, ses raisons pour en user autrement ; a-t'il consulté les Directeurs des travaux qui auroient pû lui donner des éclaircissemens fidelles ? moins encore m'a-t'il consulté, moy qu'il sçavoit chargé par M. de Serilly de l'examen de ces Eaux ; il m'a bien consulté, dit-il, * sur les Eaux de Bagneres ; mais pour

___

* Je n'ay aucune idée que M. B. m'ait fait l'honneur de me consulter sur les Eaux de Bagneres, mais si je lui ai dit ce qu'il m'attribue dans sa Lettre sur ces Eaux, je me

elles de Gan, il ne m'a pas fait cet honneur. A-t'il onſulté Monſieur ſon Pere, qui eſt à portée de con-noître ces Eaux ? je ſuis ſûr que M. ſon Pere lui au-roit dit ; n'en doutés pas, mon Fils, je l'ai vû & tout le monde la vû comme moi ; l'Eau du Broca ſent le ſouffre, & change la couleur de l'argent : ſi vous ne lui avez pas trouvé ces qualités, c'eſt que vous ne l'avez vûë, que dans un temps critique, ſale & pleine de terre de votre aveu même, qu'elle-eſt l'Eau mine-rale dont les parties Sulphureuſe & volatile perçaſſent à travers la vaſe ? croyés-m'en mon Fils ; vous n'êtes pas compétant pour juger des qualités d'une Eau, que vous n'avez vûë qu'en paſſant, & dans un état ſi dé-plorable ; combien de fois mon Fils la verité ne vous a-t'elle pas échapé dans l'Eau claire. Viendroit-elle vous careſſer dans l'Eau trouble. Tel eſt, j'en ſuis ſûr, le langage que M. ſon Pere lui auroit tenu ; mais enfin je demande à M. B. a-t'il conſulté M. ſon Pere ou non ? s'il ne la pas conſulté, s'il a négligé cette voie de lumiere dictée par le reſpect, inſpirée par la nature, comment veut-il nous perſuader qu'il

trouve obligé de le retracter, car quoiqu'il ſoit vrai qu'il y a des Eaux à Bagneres qui ne conviennent qu'aux temperamens ſpongieux, il eſt certain qu'il y en a d'au-tres qu'on employe tous les jours avec ſuccès uniquement dans la vûë d'adoucir & d'humecter. Ce n'eſt pas ici le lieu d'entrer dans le détail de leurs proprietés : mais ce que je ne puis me diſpenſer de dire, c'eſt que ſi M Bordeu m'avoit conſulté ſérieuſement ſur les Eaux de Bagneres, je lui aurois conſeillé de renoncer au deſſein qu'il ne ma-nifeſte que trop dans ſes lettres, de decrier des Eaux ce-lebres depuis un tems immemorial, & dont je puis certi-fier que j'ai vû chaque année, depuis plus de cinquante ans que je les pratique, des effets merveilleux.

a cherché la verité avec tant d'empreſſement ; s'i[l]
l'a conſulté, pourquoi perſiſtant dans ſes doutes n[e]
s'appuye - t'il pas de ſon Autorité ? avoit - il ur[n]
moyen plus ſûr pour les acréditer dans le Public ;
quand il s'agit de ſes favorites, les Eaux bonnes ;
on lit par-tout, mon Pere m'a dit ceci, mon Per[e]
m'a dit cela ; & pas un mot de lui lorſqu'il s'inſcri[t]
tacitement en faux, contre ce que j'ai dit des
qualités des Eaux de Gan ; que ſignifie ce ſilence,
ſi-non qu'il n'a pas conſulté M. ſon Pere, ou que ſa
réponſe n'a pas été favorable à ſon point de vûë,
mais enfin à qui s'eſt donc adreſſé M. B. pour ſçavoir
la verité ? au Peuple de Gan, à quelques manœuvres
aveugles, timides, complaiſans, faciles à embarraſſer
dans les détours d'une queſtion Captieuſe. Voilà ſes
guides d'élite ; le Public jugera, ſi c'eſt là le vrai
chemin qui conduit à la verité.

Un autre trait de M. B. que j'aurois bien voulu
paſſer ſous ſilence, mais qu'une juſte délicateſſe m'o-
blige à relever, c'eſt une Addition qu'il a faite à
ſa Lettre ſur les Eaux de Gan, dans la ſeconde Edition
qu'il en a donnée au Public. Son debut, tant dans
celle-ci, que dans la premiere, eſt un éloge qu'il fait
de Moy fort au-deſſus de mon merite, & dont je ſuis
très-reconnoiſſant : dans la premiere, il le finiſſoit
ainſi.. *M. Bergerou dit encore, que les Eaux de Gan
ſont bonnes pour les douleurs ; les obſtructions, certaines tumeurs, & pour bien d'autres cas qui ſont rappor-
tés dans ſa Lettre avec tout l'ordre & toute la préci-
ſion qui ſied aux grands hommes...* Dans la ſeconde,
il les finit de-même ; mais il ajoûte, que j'ai rapporté
tout ces cas *ſuivant le plan & les idées de l'Illuſtre M.
Hoffman.*

Un trait de cette espece anté du second bond sur mon éloge ne peut être jetté sans quelque dessein : un Lecteur attentif peut en être frappé , & l'interpréter à son gré, d'autant mieux qu'il ne presente rien de clair à l'esprit ; il est donc naturel, que je previenne avec soin toutes les Impressions qu'il pourroit faire sur Lui, en l'instruisant exactement de ce qui se passe.

Lorsque je travaillai sur les Eaux de Gan , je me servis du Traité que M. Hoffman a donné sur les Eaux minerales de son Pays ; & en cela, j'ai fait comme tous ceux qui m'ont precedé, ceux qui m'ont suivi, & j'ose dire comme feront ceux qui me suivront. Mais j'ai eu soin de le dire expressement dans ma Lettre sur les Eaux de Gan , quoyque je n'y fusse pas rigoureusement tenu ; car la Doctrine de ce grand homme sur les Eaux minerales est aujourd'hui si repanduë dans tous les Ouvrages qui ont été faits depuis, qu'on peut la regarder comme la Doctrine de tout le monde , & pour ainsi dire comme un Fonds commun où chacun prend ce qui lui convient. Cependant, comme il est juste, que chaque chose soit rapportée à son origine, & que cet Auteur est le premier que je sçache qui ait parlé bien raisonnablement sur les Eaux minerales ; j'ai crû, quoyque nous ayions peut-être aujourd'hui de plus grands modeles, qu'il convenoit de faire sentir au Lecteur les obligations que je lui avois en mon particulier ; bien convaincu , que s'il trouvoit dans mon aveu un excès de candeur, il seroit plus enclin à me le pardonner qu'un excès contraire.

Qui n'auroit crû qu'une pareille conduite étoit à l'abri de toute censure , & même de tout brocard ?

cependant, c'est délà, que M. Bordeu prend occasion de faire l'addition dont j'ai parlé ; c'est même le seul changement dont il a enrichi sa Lettre sur les Eaux de Gan dans sa seconde Edition. Mais en premier lieu M. Bordeu se trompe, lorsqu'il dit que j'ai rapporté les cas où les Eaux de Gan conviennent, *suivant le plan & les idées de M. Hoffman*, puisque dans le fait, je ne m'en suis servi que pour la Théorie des Eaux de Gan, & leur composition. 2°. Il me semble que, dès que M. Bordeu a jugé à propos d'instruire le Lecteur, que j'avois travaillé sur les idées de ce grand homme, il devoit l'instruire aussi ; que je l'avois dit moi-même expressément dans ma Lettre, & ne pas le laisser, comme il fait, dans l'incertitude, si je me suis acquité, comme il convient, envers mon bienfaiteur. 3°. Et comment M. Bordeu a-t'il le courage de toucher cette Corde, lui qui n'a employé sur les Eaux de ce Païs aucun Essay, ni aucun mélange qu'Hoffman n'ait employé sur celles du sien, lui qui n'a repandu dans son Livre aucune Reflexion Phisico-Chimique, qui ne soit mot pour mot dans le traité de ce grand Homme; lui enfin qui nous donne plusieurs Regles generales sur la methode d'user des Eaux minerales , sur la manière de les transporter &c. qui nous ont été données précédemment par cet Auteur. Mon dessein, est-il de blâmer M. Bordeu d'avoir mis à profit les lumieres de ce grand Modele ? non sans doute ; mais de lui faire sentir, que c'est mal à lui d'avertir le Public sans aucune necessité & par voie de lardon , que j'ai puisé dans une Source, qui est ouverte à tout le monde, & où il a puisé lui-même à pleines mains , & qu'il a d'autant plus de tort dans son procedé , qu'au lieu que j'en ay

expreſſement averti dans une Noté ſeparée, il ne
cite preſque jamais cet Auteur dans ſes Lettres ; il
eſt vray que M. Bordeu y parle deux fois de luy, ſi je
ne me trompe, d'une maniere honorable, diſant page
15°. de la prémiere Edition, qu'il a démontré le premier que les Eaux qu'on appelle Acidules contiennent
un Sel Alkali, & non un Sel Acide, comme on l'a-
voit crû juſqu'à lui ; & page 60 de la même Edition
qu'il a mis le premier en vogue l'uſage ſalutaire d'al-
lier le lait avec les Eaux minerales Acidules, le quali-
fiant en outre dans ces deux endroits du titre de grand
Medecin Allemand ; mais conſiderons, je vous prie,
avec un peu d'attention le tour de cet éloge. M.
Bordeu y convient modeſtement qu'il eſt redevable à
cet Auteur de deux reflexions que je viens d'expoſer.
Mais après ce que j'ay dit plus haut, eſt - ce là le Tableau de ce qu'il lui doit ? eſt-ce là avouer exactement
ſa dette ? & ce titre pompeux de grand Medecin Allemand, qu'il lui donne à deux repriſes, le trouvez-vous
bien aſſorti à la matiere qu'il traite ? Pourquoy s'a-
giſſant d'Eaux minerales ne pas nous le repréſenter
comme l'ingenieux ſcrutateur de leurs mineraux
pour me ſervir de la belle expreſſion d'un moderne ?
Pourquoy ne pas le peindre comme ſon modele ?
Voilà l'eloge de convenance dans un traité d'Eaux
minerales ; & pour tout dire enfin voilà comme le
cœur s'y ſeroit pris s'il avoit été conſulté pour le Tableau ; mais qu'il paroît bien que l'eſprit ſeul s'en eſt
mêlé ; car qui n'a remarqué plus d'une fois dans le
Livre de M. Bordeu ſon attention ingenieuſe à nous
dérober ſa marche & à detourner nos Yeux de deſſus
ſon bienfaiteur. Voyés par exemple comme il s'exprime page 25 de la 1ere. Edition lettre 6e. *Nous re-*

marquerons , dit-il, d'après de Gens d'autorité qu'il n'y
a point d'Eau minerale qui contienne du Plomb , de
l'Etain , de l'Antimoine , de l'Argent , de l'Or. Je ne
sçai pas qui sont ces Gens d'authorité , mais je sçay
bien que cette reflexion est mot pour mot dans Hoffman * Voyez aussi comme il s'exprime page 44. de
la premiere Edition ** ce fer joint au souffre peut
composer dans l'Eau une espece de Vitriol que la nuance
rouge de la teinture de Noix de Gale indique selon les
Auteurs. Pourquoy ne pas dire selon Hoffman , où
cette reflexion se trouve mot pour mot dans plus d'un
endroit de son Livre ... Suivons encore M. B. dans
la page 29 de la premiere Edition où en parlant
de la partie volatille spiritueuse qui se trouve dans
toutes les Eaux minerales , il s'exprime ainsi.... C'est
dit-on cet esprit universel répandu dans les entrailles de
la terre qui donne aux Eaux leur vertu , il les vivifie,
il

* *Primo autem notandus est communis ille error, dari
medicatas Aquas quæ aurum Argentum plumbum stan-
num Antimonium , &c. In complexu suo foveant. Hoff.
de elementis aquarum Mineralium recte dijudicandis
& examinandis §. XXXVII.*

** M. B. a portant mal traduit cet endroit de notre
Auteur ; car il ne dit pas que le Fer joint au souffre puisse
composer une espece de Vitriol , (ce qui ne se peut pas
en effet) mais seulement que l'acide du Souffre joint à ce
Metal peut faire une espece de Vitriol dans les Eaux minerales... *Si ejus natales dispicimus* (dit l'Auteur en
parlant du Vitriol des Eaux minerales) *Nascitur hoc ex
sulphuris acido & dum videlicet acidi sulphuris halitus
Aquas contingunt & romentis terræ martialibus per illas
dispersis sese associant & sic principium quoddam Vitrioli-
cum efficiunt . Discernitur Vitriolum in Aquis omnium optimo
per mixtionem cum pulvere gallarum . &c.*

il fait leur portion la plus noble & la plus essentielle qui anime pour ainsi dire tout le reste.

Mais pourquoi M. B. au lieu de dire, *c'est dit-on*, ne dit-il pas, c'est selon Hoffman cet esprit universel, &c. puisque cette reflexion est presque mot à mot dans plusieurs endroits de son traité & devoit d'autant plus lui être attribuée directement, qu'il se vante d'être le premier qui ait parlé un peu au long de cette partie volatile des Eaux minerales.... Après des tours aussi heureux dont l'objet frappe les moins attentifs, & dont je pourrois citer d'autres exemples, convenoit-t'il à M. B. de m'agacer sur ce point; lui qui doit tant à cet Auteur, qui ne le cite qu'avec adresse ; lui enfin qui bien repu de miel craint, ce semble, de nommer l'abeille qui l'a preparé.

Mais c'est trop m'arrêter à peu de chose, & m'écarter de mon sujet... je reviens.... jusqu'ici, nous avons vû par le seul ministere des sens, que l'Eau du Broca étoit autrefois ferrugineuse, alkaline, bitumineuse & animée, du-moins lorsqu'elle étoit bien pure, d'un esprit volatil très manifeste : il s'agit maintenant de faire voir ce qu'elle est actuellement, depuis les nouveaux travaux, qui ont été pratiqués pour la construction de la Fontaine.. Cette Eau est froide, comme toutes les Acidules, & plus pesante que l'Eau des Fontaines ordinaires ; elle est ordinairement assés claire, & assés transparente ; elle se trouble pourtant aisement, comme font la plûpart des Eaux ferrugineuse ; mais après qu'elle a fait un petit dépôt, elle reprend sa premiere clarté; gardée pendant quelque temps dans des Bouteilles , elle dépose quelquefois certaines Pellicules grisatres, mais le plus souvent un Limon roussatre plus ou moins abondant ;

B

elle n'a d'autre goût, que celui du fer; & ne sent
point du tout la Vase à moins de quelque inonda-
tion extraordinaire, elle dépose dans le Canal où elle
se rassemble un Limon rousslatre, qui contient des
particules, que l'aiman attire; on en trouve aussi,
mais en petite quantité dans le Tuyau de la Fontaine.
Je m'attendois à voir qu'elle reprendroit, au-moins
pendant les grandes chaleurs, son ordeur Sulphureuse;
mais des personnes sûres, que j'avois chargées de cet
examen & qui sont entrées plusieurs fois dans l'inte-
rieur de la Fontaine, m'ont assûré le contraire. Je me
suis transporté moi-même quelquefois sur les Lieux, &
j'ai vû en effet, qu'elles n'en avoient point du tout.
Je n'en ai pas été surpris, lorsque j'ai vû l'état actuel
de la Fontaine; outre l'ancien Canal où toute l'Eau
se rassemble, on en a fait un autre depuis peu, qui est
très considerable par son étenduë, & à l'extrêmité du-
quel on a placé le Tuyau de la Fontaine. Quoique ce
dernier Canal soit bien couvert par un Edifice très-
beau & trè-solide, il est pourtant sensible, que
l'Eau qu'il reçoit de l'ancien Canal, doit s'y dissiper
& s'y évaporer beaucoup, avant d'arriver au déhors;
d'autant mieux que l'Eau du Broca n'étant pas fort
abondante, il lui faut du temps pour se mettre au ni-
veau du Tuyau, ce qui l'oblige necessairement à sé-
journer dans ce Canal; joignons à tout cela, que les
travaux n'étant pas encore portés à la perfection
qu'on leur destine, l'Eau pluviale se mêle avec les
Eaux du Broca, tant par l'ancien Canal, que par la
Voute du nouvel Edifice, & l'on comprendra sans
peine qu'elles sont encore exposées à des mélanges &
à une dissipation qui les empêchent de se manifester
avec leurs qualités naturelles; mais tout cela ne forme

aucun préjugé contr'elles , puisqu'il est aisé de reme-
dier à tous ces inconveniens , & qu'on est à la veille
de retrecir le nouveau Canal, & de couvrir exactement
tant celui-ci, que l'ancien , suivant le plan qu'en a
donné M. Laugué habile Ingenieur ; au moyen de
quoi l'on préviendra toute dissipation & tout mélange ; ce qui est certain, c'est que l'Eau du Broca
est aujourd'huy la même qu'elle étoit autrefois , car
outre qu'elle se ramasse toûjours à l'ordinaire dans
l'ancien Canal, & qu'on n'a pû en changer la nature
en aucune façon par les nouveaux Ouvrages, elle com-
mence encore, malgré la grande dissipation qu'elle
doit souffrir par les raisons exposées , à alterer la couleur de l'argent , non qu'elle le fasse autant ni aussi
vite qu'autrefois , mais elle lui donne aujourd'hui en
moins de deux heures une petite nuance de jaune & de
brun, ce qui suffit pour justifier qu'elle est bitumineuse de sa nature , & qu'elle a la qualité d'alterer la couleur de ce métal. Comme la partie Volatile, Spiritueuse est ce qu'il y a dans les Eaux minerales de plus
prompt à s'envoler, il n'est pas surprenant, que l'Eau
du Broca n'ait pas encore repris l'odeur minerale &
sulphureuse qu'elle avoit autrefois ; mais après ce que
j'ai dit, il n'y pas de doute, que cette qualité ne ré-
vienne peu à peu , comme toutes les autres , lorsque
les travaux seront portés à leur perfection. Ainsi , malgré les nuages que les circonstances exposées répan-
dent sur les qualités des Eaux du Broca , on peut assu-
rer hardiment qu'elles ont encore aujourd'huy le fond
& le principe de toutes leurs qualités anciennes. Les
mélanges qu'on a coûtume d'employer sur les Eaux
minerales ne nous donnent pas de fort grandes notions sur celles du Broca, la Poudre de noix de gale

que j'ai vû qui les rougissoit autrefois, au moins dans certains temps, ne fait aujourd'huy ou que leur donner une couleur d'urine fort pourrie, ou, ce qui m'a paru arriver plus souvent, les verdir d'un vert d'abord assés clair, qui devient peu-à-peu plus foncé, & enfin d'un brun tirant quelquefois sur le noirâtre. La pluspart des autres décoctions Adstringentes, nous laisseroient presque douter de leur qualité Ferrugineuse, si nous n'en étions instruits par ailleurs. L'Alkalinité de ces Eaux ne se manifeste non plus que fort obscurement par la voye des mélanges; j'avois crû observer autrefois, que les esprits acides excitoient en elles quelques legeres effervescence, mais ayant renouvellé depuis plusieurs fois à la Source même cet Essay, je me suis convaincu du contraire; la dissolution du sublimé Corrosif n'y fait non plus rien de remarquable; j'ai pourtant vû quelquefois, que cette dissolution les jaunit un peu, au-moins dans quelque portion de la liqueur avec un precipité jaunâtre très-peu abondant, & qui n'est vrai-semblablement, que la terre roussâtre Alkaline & martiale de ces Eaux. Le seul Sirop violat, qu'elles verdissent sensiblement, moins pourtant qu'autrefois, manifeste en elles leur qualité Alkaline; elles empêchent aussi le Vin exposé à l'air pendant long-tems de contracter de l'aigreur, & le rendent quelquefois d'une amertume desagréable; pour des signes d'acidité, on en chercheroit en-vain dans les Eaux du Broca; quoique Vitrioliques, elles ne caillent pas le Lait qui se conserve mieux dans ces Eaux, que dans l'Eau commune; elles ne portent aucune alteration à la teinture bluë de Tournesol, & n'entrent en effervescence avec aucune sorte d'Alkali, l'Huile de Tartre les blanchit seulement un peu dans la partie superieure de la liqueur, ce qui est suivi d'un precipité terrestre, mais sans ébullition ; l'esprit Volatil de Sel ammoniac les blanchit seulement un peu, & son odeur s'y développe plus qu'avec toute autre Eau minerale, avec laquelle je l'ai essayé. A l'égard de sa partie bitumineuse, les épreuves usitées ne sont pas moins infructueuses ; aucun acide ne peut la saisir, j'ai pourtant vû quelquefois à la Source, que la dissolution d'argent dans l'Eau forte formoit dans la partie superieure de la liqueur un petit nuage brun, qui après avoir resté long-tems suspendu, tomboit enfin en forme d'une Poudre d'un brun foncé ; mais il faut convenir, que ce precipité est bien peu de chose ; ainsi tout bien consideré le moyen le plus sûr pour bien connetre les Eaux du Broca, c'est de nous en tenir à l'examen de leurs qualitez sensibles, & des sédimens qu'elles depofent dans le Terrain, & dans les routes qu'elles parcourent ; pour ce qui est du Sel qu'elles contiennent, il n'est pas à beaucoup près aussi abondant que je l'avois marqué dans ma premiere Lettre ; car à peine en ont-elles deux Grains bien depurés par livre à en juger du-moins par la derniere Analyse, que j'en ai faite. Ce qui fit, je pense, que l'Artiste que j'avois chargé autrefois du soin d'en fixer la quantité la porta beaucoup plus haut, c'est qu'il n'eût pas soin de le dépoüiller, comme il convient des matieres étrangeres, qui doivent en augmenter le Volume ; je croirois même que c'est faute de l'avoir suffisamment dépuré par la voye des Filtrations réiterées, & de la Calcination qu'il ne pût jamais venir à bout, comme je l'ai dit au commencement de cet Ouvrage, de le cristalifer : précaution qui est pourtant très-necessaire par rapport à ce Sel, qui malgré des Filtrations réïterées, reste toûjours chargé de beaucoup de terrestréïtés, & de parties grasses & bitumineuses qui se manifestent sensiblement, tant par la couleur jaune qu'elles donnent à sa dissolution, que par l'odeur desagréable, que cette dissolution repand, lorsque l'évaporation est à un certain point, ou qu'on l'a portée jusqu'à siccité ; mais avec l'attention de calciner & recalciner, s'il le faut, ce Sel on parvient à le cristalliser, comme M. Dufau * Médecin à Dax l'a fort bien observé, sous la forme de Cristaux qui paroissent semblables à ceux du Sel de Glaubert. Pour y réüssir, il n'y a qu'à faire évaporer jusqu'à un certain point la dissolution de ce Sel bien filtrée & la mettre ensuite suivant l'usage en un lieu frais ; l'on trouvera quelque temps après des Cristaux assez petits, & en très petite quantité, longuets & à plusieurs faces qui ont toutes les apparences du Sel de Glaubert. J'esperois pour des raisons, que j'exposerai dans un moment, que le restant de la dissolution me fourniroit du Sel marin ; mais après l'avoir évaporé suivant les regles, je n'ai jamais pû découvrir des Cristaux faits en Cube, & il s'est seulement précipité une Poudre très

* Nous croirions manquer à ce que nous nous devons à nous mêmes, si nous ne disions, que Mr. Dufau avoit observé avant Nous dans les Eaux du Broca du Sel de Glaubert ; ce Médecin connu par des Ouvrages sur les Eaux minerales de Dax & de Tercis qui sont estimés des Connoisseurs, & qui ont mérité d'être inserés tout au long dans le Dictionnaire Universel de Médecine, ayant distillé quelque temps après ma premiere Lettre les Eaux du Broca, il y découvrit du Sel de Glaubert & en fit part à un de mes Amis qui me le communiqua, je l'y ai découvert en effet, comme je l'ai déjà dit.

fine qui n'avoit aucune configuration marquée. Un second moyen qui m'a encore mieux réüſſi pour y découvrir le Sel de Glaubert, c'eſt de faire évaporer à l'Air & au Soleil la diſſolution de ce Sel ; en effet, l'évaporation étant parvenuë à un certain point, j'ai vû qu'il ſe formoit, en très-petite quantité véritablement, des Criſtaux plus beaux & plus grands, figurés comme ceux dont j'ai parlé, mais qui ſe ſont diſſipés & entierement fondus, par la plus legere action de la chaleur du Soleil. Preſqu'en même temps ſe ſont preſentés d'autres Criſtaux, qui ſembloient affecter la figure carrée, mais qui en prennant de l'accroiſſement ont pris, comme font ceux du Sel d'Epſum, qu'on retire du Sel commun celle d'un carré long à la verité un peu irregulier. Quand j'ai vû qu'il ne s'en formoit plus, j'ai ſurvuidé le reſtant de la Liqueur & fait ſecher les Criſtaux qui m'ont paru aſſez piquans, ſenſiblement amers, mais frais & pour ainſi dire aqueux au goût. Comme pendant tout le temps qu'il a fallu aux Criſtaux carrés pour leur formation, je n'ai plus apperçû du Sel de Glaubert, j'ai préſumé qu'il s'étoit confondu avec ces Criſtaux, & que c'eſt ce mélange qui avoit pû troubler la regularité de leur Criſtalliſation. Ce qui paroît d'autant plus vrai-ſemblable, que ces Criſtaux, comme nous l'avons déjà inſinué réüniſſent en goût les qualités du Sel de Glaubert, & celles du Sel d'Epſum. Pour ce qui eſt du reſtant de la Liqueur, je l'ai mis à évaporer au Soleil ; pendant le cours de l'évaporation, il ne s'eſt rien Criſtaliſé, & lorſqu'elle a été finie, je n'ai trouvé qu'une maſſe informe plus piquante, beaucoup plus amere que les Criſtaux dont j'ai parlé, & qui ne laiſſoit preſque point de fraicheur à la Bouche. J'ai fait tant fur les Criftaux, que fur ce dernier Sel les expériences fuivantes. 1°. Ils ne petillent ni l'un ni l'autre fur les Charbons ardens. J'ai réïteré jufqu'à deux ou trois fois cette experience qui m'a toûjours également réüffi. 2°. Quelques * goûtes d'Huile de Vitriol verfées fur les Criftaux ont donné lieu à un peu de Fumée blanche, mais fans odeur fenfible d'efprit de Sel ; la même quantité de cette Huile verféç fur l'autre Sel a élevé beaucoup plus de fumée, avec une odeur affez vive d'efprit de Sel. 3°. L'Efprit de Vitriol n'entre en effervefcence avec aucun de ces deux Sels. 4°. J'ai mis enfuite féparement le reftant de ces deux Sels en diffolution dont j'ai mêlé une portion avec du Sirop violat, qui ** n'a pas changé de couleur ; & l'autre avec quelques goûtes de diffo- lution d'argent qui ont operé diverfement fur ces deux Sels ; car elles n'ont fait fimplement que blan- chir la diffolution des Criftaux avec un précipité blanchâtre très petit & qui s'eft fait très lantement, au lieu qu'elles ont fubitement grumelé la diffolution de l'autre Sel , ce qui a été d'abord fuivi d'un préci- pité blanchâtre , & quelque temps après d'un autre qui avoit la couleur du violat foncé. On voit par ce détail, que les Eaux du Broca ont tant foit peu de Sel

* Cette experience ne m'avoit pas également réüffi dans ma premiere Analyfe , comme je l'avois remarqué dans ma premiere Lettre ; ce que j'attribuë à ce que le Sel n'avoit pas été bien depuré.

** J'avois marqué auffi dans ma premiere Lettre , que le Sel des Eaux du Broca verdiffoit fenfiblement le Sirop violat ; ce qu'il produit , en effet lorfqu'il n'eft pas bien purgé des Terreftréités Alkalines, dont il eft chargé. Mais dans le vrai ce Sel bien pur n'en change pas la cou- leur , & ne donne aucune marque d'Alkalinité.

de Glauber, un soupçon de Sel Marin, & du Sel d'Ipsum qui domine de beaucoup les deux autres. Ainsi tout bien consideré, il reste certain que les Eaux du Broca sont ferrugineuses, vitrioliques, alkalines, bitumineuses, aiguisées de plusieurs Sels tous neutres & peu abondans, & animées du-moins lorsqu'elles sont dans leur état de perfection d'un esprit volatil très - manifeste. C'est à dessein, que je ne parle pas du residu terrestre qu'elles laissent au fonds du Vaisseau après l'évaporation totale, parce que je l'ai vû varier dans les differentes distillations que j'en ai faites : sur-tout pour la quantité. Il est pourtant constamment alkalin, sablonneux & parsemé de plusieurs corpuscules fort luisans. Quelques recherches que j'y aye faites, je n'ai jamais pû y découvrir la moindre particule de fer.

Après ce que je viens de dire des principes des Eaux du Broca, je ne pense pas qu'on me soupçonne d'avoir trop flatté le Portrait de leurs vertus, en les représentant comme des Eaux aperitives, stomachales, absorbantes, propres pour bien de Maladies tant internes qu'externes, & sur-tout fort recommandables contre toute sorte de Colique nephretique, & de Fiévres intermittentes opiniâtres. On les employe en effet avec succès contre la jaunisse, les pâles-couleurs, les opilations des visceres, les palpitations de cœur, les intermittences de poux, la suppression des menstruës ou d'hemorroïdes, & généralement contre toutes les maladies qui reconnessent pour cause l'epaississement du Sang & des humeurs, & sont ordinairement comprises dans la classe immense des obstructions. On conçoit en effet qu'un liquide qui contient dans son sein des particules de fer infiniment divisées, un principe Alkalin, des Sels incififs, & un efprit mineral très élaftique & très pénétrant, doit laver le Sang, charpir les humeurs, les volatilifer, brifer les Sucs épais & vifqueux, qui croupiffent dans les couloirs, fortifier le ton des vifceres, & augmenter le reffort des organes qui doivent pouffer les liqueurs qui leur font propres vers le lieu de leur deftination. Et c'eft cette vertu refolutive & tomique, qu'on ne peut leur contefter, qui doit nous les rendre précieufes dans ce Païs, où l'air nitreux que l'on refpire, tourne prefque toutes nos maladies chroniques en obftructions; il eft même à remarquer, que les Eaux du Broca ont cet avantage fur la plûpart des Eaux Vitrioliques, que leur action eft douce, bien faifante, tranquille; ce qui fait qu'on peut les ordonner fans crainte aux perfonnes les plus fenfibles, & dans toutes les circonftances d'obftructions compliquées, avec des vapeurs qui font fi frequentes dans la pratique, & qui demandent tant de prudence & de ménagement. Les Praticiens fçavent qu'en des cas pareils la plûpart des Eaux vitrioliques ont cet inconvenient, qu'elles caufent affés fouvent des pefanteurs incommodes, des tiraillemens d'Eftomach, des inquietudes, des vomiffemens, des hoquets, des langueurs convulfives &c. Et qu'elles impriment fouvent fur le genre nerveux des fecouffes trop vives, & des mouvemens irreguliers dont l'effet naturel eft d'augmenter la gene des liqueurs, & d'accroître par-là les embarras: de pareils écueils ne fe rencontrent prefque jamais dans l'ufage des Eaux du Broca; c'eft que la plûpart des Eaux vitrioliques font depourvûës de toute partie huileufe & balfamique, & n'ont rien qui tempere la rudeffe de leurs principes; au lieu que celles du Broca ont comme nous l'avons dit ailleurs une partie bitumineuse , qui doit non-seulement assoupir & flatter le genre nerveux , mais envelopper encore leurs mineraux , & en émousser la trop grande activité.

C'est par une suite de leur vertu aperitive & tonique qu'elles conviennent aussi dans presque toutes les maladies de l'Estomach, qui ne sont pas purement convulsives ; car la plûpart des autres infirmités de ce viscere viennent , ou du rélâchement de ses Membranes, ce qui rend la trituration foible & languissante , ou de l'inertie du suc stomachal , ce qui fait que les Alimens ne sont détrempés & divisés qu'imparfaitement , ou des obstructions de ce viscere , qui empêchent la secretion de ce ferment ; ou de la présence des sucs aigres & glaireux , qui agacent ou surchargent cet organe ; ou enfin du concours plus ou moins étendu de ces causes differentes. Quoi de plus propre que les Eaux du Broca à corriger ces differents vices soit simples , soit composés ; par leur partie ferrugineuse & saline , elles divisent les glaires qui accablent si souvent ce viscere , reveillent le ressort de ses membranes, débouchent les tuyaux secretoires qui fournissent le suc stomachal, & en raniment la secretion ; par leur partie volatile & spiritueuse elles volatilisent ce suc & le rendent plus actif & plus pénétrant , par leur principe Alkalin & absorbant elles émoussent les pointes des Acides qui croupissent dans l'Estomach & les premieres voyes. Délà vient sans doute qu'elles reveillent le plus souvent l'appetit, fortifient les digestions, & passent presque toûjours par la voye des urines avec une legereté qui n'est pas ordinaire ; j'ay gueri souvent par leur moyen les vomiſſemens habituels , des flatuoſitéz incommodes , des coliques opiniâtres , &c. mais elles excellent ſur-tout contre ces indigeſtions acides qui cauſent tant de trouble dans le genre nerveux , & qui ſont ſi familieres dans l'affection hypocondriaque. Tout le monde ſçait , que cette maladie eſt pour ainſi dire l'opprobre de la Medecine , & qu'un des meilleurs remedes contre elle eſt ſouvent de n'en faire aucun ; cependant j'ai vû bien des malades de cette eſpece ſenſiblement ſoulagés par l'uſage des Eaux du Broca ; ce que j'attribuë principalement à la douceur de leur action , & à leur vertu abſorbante capable d'adoucir les aigres du Sang & des premieres voïes , qui produiſent ſouvent ou entretiennent preſque toûjours cette cruelle maladie.

On trouve auſſi dans les Eaux du Broca des reſſources efficaces , contre bien d'autres infirmités tant internes qu'externes ; leur vertu contre les Dartres eſt conſtatée par pluſieurs obſervations. J'ai vû quatre perſonnes qui en étoient couvertes gueries parfaitement par l'uſage des Eaux & des Bains du Broca. Les Rhumatiſmes & les Sciatiques , qui dependent de l'atonie des parties affligées & de l'épaiſſiſſement des humeurs embourbées dans les fibres muſculaires , tendineuſes &c. ne reſiſtent gueres aux Bains de cette Source. On employe ces Eaux en lotion pour diſſiper des douleurs particulieres , des tumeurs exterieures, & certaines enflures locales , qui ſuccedent aux nersfoulures , aux attaques de Goûte , aux efforts violens &c. Elles m'ont auſſi ſouvent reuſſi en injection & interieurement dans l'écoulement qui ſuccede à la gonorrhée virulente , & dans des pertes blanches qui reconneſſent pour cauſe la foibleſſe & le relâchement des parties qui en font le siege. Quiconque fera la moindre attention aux principes de nos Eaux, conviendra sans peine qu'elles doivent tenir une place honorable dans tous les cas, où il convient de mettre en jeu des fluides trop languissans, & d'exciter des solides trop paresseux.

Mais je me hâte de les montrer par deux endroits, qui les caractérisent plus particulierement. Rien n'est si notoire dans ce Païs, que la vertu qu'elles ont pour prevenir & guerir parfaitement les Fiévres intermittentes. Je connois plusieurs personnes sujettes tous les ans à des accez violens qui se sont garenties par l'usage de ces Eaux d'un tribut si incommode ; les Gens du lieu ne manquent pas lorsqu'ils sont atteints de ces sortes de Fiévres, de boire ces Eaux sans aucune préparation ; & c'est un fait que j'ai verifié avec soin, qu'ils se guerissent très souvent par-là, sans autre remede. Mais ce qui est bien certain, c'est qu'il n'en est point de plus souverain contre les Fiévres intermittentes opiniâtres, qui resistent au Quinquina, ou qui reviennent malgré ce secours ; en un mot contre ces Fiévres mixtes, qui sont entretenuës par des embarras & des obstructions, & contre lesquelles les Praticiens ont accoûtumé de marier les aperitifs avec les frebifuges : Voici quelques observations qui mettent cette verité hors de doute.

PREMIERE OBSERVATION.

Une Dame des environs fût atteinte, il y a environ trois Ans, d'une Fiévre quarte très opiniâtre ; dans le cours de la Maladie sa couleur devint très pâle & son Visage bouffi, ce qui ne permettoit pas de douter qu'elle ne fût entretenuë par des Obstructions ; Saignées, Purgations, Quinquina, Boüillons aperitifs long-temps continués, rien ne pût vaincre cette Fiévre. Enfin j'eus recours aux Eaux de Gan qui l'emporterent en affez peu de temps, rétablirent son appetit entierement perdu, auffi-bien que sa couleur, & la guerirent radicalement.

SECONDE OBSERVATION.

Monfieur l'Abbé d'Aren fût atteint, il y a environ deux Ans d'une Fiévre tierce des plus opiniâtres, les remedes ordinaires la fufpendoient bien pendant quelques jours, mais elle revenoit peu de temps après, quelques précautions que l'on prit ; il fût dans cette situation pendant près de trois mois, ce qui le mit dans un état de foibleffe & de déperiffement d'autant plus fâcheux, que fon Eftomach fe derrangea fenfiblement, & tournoit tout en aigreur, après avoir tenté bien de Remedes inutilément, je lui fis prendre les Eaux du Broca ; la Fiévre fe diffipa en peu de temps, fon appetit fe rétablit, fes aigreurs fe diffiperent, & il n'eut plus de récidive.

TROISIEME OBSERVATION.

La Femme d'un de nos Chirurgiens fut atteinte, il y a quelques Années de la Fiévre quarte pendant dixhuit mois confécutifs, nonoftant divers Remedes appropriés qu'elle avoit pris pour la combâtre ; elle étoit dans un état digne de compaffion, lorfqu'elle prit les Eaux du Broca, qui la guerirent parfaitement, non feulement de la Fiévre, mais de tous les divers fymptomes dont elle étoit accompagnée.

QUATRIE'ME OBSERVATION.

Il y a plusieurs Années qu'une Novice de la Communauté des Dames de Ste. Ursule fût atteinte d'une Fiévre, tantôt quarte tantôt double - quarte, qui résista aux remedes les plus efficaces. Les Eaux du Broca l'emporterent en très peu de temps & dissiperent tous les symptomes qui étoient à sa suite.

Je pourrois rapporter une infinité d'observations pareilles ; mais je crois que celles-là suffisent pour convaincre les plus incredules. Du reste, quoyque ces Eaux n'ayent pas aujourd'huy, comme nous l'avons remarqué , toutes leurs qualités naturelles , elles guerissent pourtant, comme autrefois, les Fiévres intermittentes les plus opiniâtres , comme je l'ay observé plusieurs fois dans le cours de cet Eté, s'il arrive, comme je l'ay vû quelquesfois, qu'elles n'emportent pas la Fiévre, du moins il est presqu'assuré qu'elle devient plus docile, & qu'elle cede après leur usage comme les Fiévres les plus simples à l'action du Quinquina ; une chose encore que je crois devoir remarquer, c'est qu'il m'a paru dans la pratique, que ces Eaux étoient moins efficaces pour la guerison des Fiévres intermittentes dans les Gens bilieux ou chargés d'humeurs, que dans ceux d'un autre temperament ; ce qui vient, je pense, de ce qu'elles ne sont pas purgatives ou du - moins de ce qu'elles ne le sont pas assez pour de pareilles circonstances ? dans ce cas particulier, j'aime mieux nos Eaux purgatives de Bagneres que celles du Broca, ou si j'ay recours à celles-cy, j'ay soin d'en aiguiser souvent la vertu purgative par quelque Sel approprié , ou quelqu'autre purgatif convenable.

La raison pour laquelle ces Eaux sont si efficaces contre les Fiévres intermittentes opiniâtres, c'est à mon avis, que pour en operer la guerison radicale, il faut en même temps humecter la masse du sang dessechée par l'ardeur inseparable de la Fiévre, & lui rendre sa fluidité naturelle; rectifier les digestions ordinairement chancellantes dans cette maladie; nettoyer les visceres abbreuvés du levain febrile; rétablir les secretions presque toûjours vitieuses ou languissantes; absorber le levain de la Fiévre facile à se développer; & rendre enfin à tout le sistême des solides, & principalement aux arteres qui ont le plus souffert par leurs battemens rédoublés, le ressort qui leur est naturel. Or qui pût mieux remplir ces differents points de vûë qu'un lavage qui est tout à la fois humectant, stomachique, aperitif, tonique, alkalin, absorbant, spiritueux, & legerement balsamique.

Mais ce qui rend ces Eaux encore plus recommandables, c'est la proprieté qu'elles ont de guerir, ou du moins de soulager presqu'infailliblement toute sorte de Nefretique. Il est vray, que M. Bordeu se declare hautement contre leur efficacité dans cette maladie, jusqu'à les comparer à la Tisanne de Chiendent, & turlupiner des attestations respectables que j'ay raportées en leur faveur; mais l'autorité de M. B. qui n'a vû ces Eaux qu'en passant, & dans un état ou tout Homme sage trembleroit de les employer, peut-elle être de quelque poids? n'en est-il pas de lui par rapport aux Eaux de Gan, comme par rapport à tant d'autres minerales qu'il n'a jamais vûës, & sur lesqu'elles il nous parle pourtant en Maître? qu'il est beau de le voir dans l'espace d'environ un An qu'il a resté dans ce Païs,

voler

voler fur les aîles de l'imagnation de Province en
Province, de Bearn en Bigorre, de Bigore en Basques,
de Basques en Guienne, jettant à droite quelque peu
de Noix de gale, à gauche quelqu'autre Decoction
adftringente, ici quelque Acide, là quelque Alkali;
& tout defuite pour fe délaffer de fa courfe rapide,
s'ériger en legiflateur & par fois en cenfeur. Eft-ce
donc en rafant d'une aîle badine la furface de nos
Eaux, qu'on apprend à donner des Loix en Medecine,
où l'on n'en recevra jamais que du temps, de la ma-
turité, de l'obfervation. Comme le fait dont il s'agit
ici eft principalement du reffort de l'experience, j'é-
pargnerai au Lecteur tout raifonnement fuperflu, &
je vai me contenter de lui préfenter hiftoriquement
quelques Obfervations, que j'ai recüeillies avec tout le
foin poffible, & je puis dire fcrupuleufement.

PREMIERE OBSERVATION.

Le R. P. Alexis Capucin étoit atteint depuis trois
Ans de la Nephretique, dont il avoit eu foixante
attaques, qui l'avoient mis fouvent à deux doigts
du Tombeau; il fentoit fans relâche un poids acca-
blant du côté droit, & une douleur infuportable dès
qu'il faifoit un exercice tant foit peu violent; ayant
tenté inutilement toute forte d'Eaux minerales & de
Remedes appropriés, il prit, il y a plufieurs Années,
par mon Confeil, les Eaux de Gan, qu'il continua
pendant vingt-un jour, fans interruption : dès le
quatriéme jour de leur ufage, il rendit beaucoup de
Pierres & de Graviers, & continua d'en rendre de-
même pendant onze jours confecutifs : il eut l'obligation à ces Eaux, qu'il reprit affidûment pendant

quelques Années, d'être parfaitement guéri de tous les symptomes dont j'ai parlé; il a resté ici, depuis, pendant quelques Années sans avoir jamais aucune attaque, sans rendre ni Pierre ni Gravier, sans souffrir du tout du côté affecté, en un mot remplissant parfaitement les fonctions les plus penibles de son état : comme il y a déjà plusieurs Années que je ne l'ai vû, je me suis informé depuis peu des suites de cette guerison; j'ai appris qu'il s'étoit toûjours très bien porté, à deux ou trois legeres attaques près, lesquelles n'avoient eu aucune suite fâcheuse, & qu'il attendoit avec impatience d'être à portée de reprendre les Eaux de Gan, auxquelles il a tant d'obligation.

SECONDE OBSERVATION.

Je rapportai dans ma premiere dissertation sur les Eaux de Gan l'extrait d'une Lettre de M. Dupont Avocat de merite au Mont-de-Marsan, & fort sujet à la Nephretique, par laquelle il marquoit qu'il s'étoit trouvé parfaitement bien des Eaux du Broca, & beaucoup mieux que de tout autre Remede, dont il avoit usé jusqu'alors; que M. Prugue & une Tailleuse de son quartier vivement atteints de cette Maladie, en avoient aussi ressenti des effets merveilleux, &c. Ces Eaux s'acquirent en effet une reputation très distinguée au Mont-de-Marsan, bien de personnes de ce quartier atteintes de cette Maladie en userent, & s'en trouverent bien pour la plûpart; comme il y a très long-tems de cette époque, j'ai prié depuis peu un de mes Amis d'écrire à M. Casaux Medecin de reputation au Mont-de-Marsan, pour sçavoir exactement les suites des bons effets que nos Eaux avoient operé dans ce Païs. Il marque dans sa réponse, 1°. Que M. Dupont, qui a eu toûjours à s'en loüer pour la Nephretique (sans être pourtant radicalement gueri) a été obligé de les quitter, parce qu'il les trouvoit trop vives, & qu'elles lui donnoient constamment chaque matin un mal de tête violent, qui ne passoit qu'après dîner. 2°. Que M. Prugue, qui avoit été soulagé considerablement par l'usage de ces Eaux, étoit mort quelques Années après des suites de sa Nephretique, ou plûtôt de la Pierre aux Reins, comme on peut l'inferer aisement de sa reponse. 3°. Que M. l'Abbé Du-casse, qui étoit fort tourmenté de cette maladie, avoit rendu pendant leur usage plusieurs petites Pierres, & qu'il avoit été quatre Ans) ce qui ne lui étoit jamais arrivé) sans ressentir sa Nephretique, mais que s'il en prenoit plus d'une Pinte, mesure de Paris, il sentoit constamment un mal de tête violent, & qu'il sortoit de ses Yeux des étincelles de feu semblables, pour me servir de son expression, à une matiere électrique, effet que M. Casaux semble attribuer plûtôt au mauvais regime que le Malade observoit qu'aux Eaux de Gan. 4°. Qu'un Prêtre atteint de la Nephretique ne s'étoit trouvé ni bien ni mal de ces Eaux, mais que vers la fin de leur usage, tout son Corps s'étoit couvert de Dartres si horribles, qu'il ressembloit a un Lepreux ; ce qui l'avoit engagé à en abandonner entierement l'usage, les regardant comme des Eaux trop actives pour lui. On voit par cette reponse qu'il faut rabâtre quelque chose des idées qu'on auroit pû se former des Eaux de Gan, sur la foi de la Lettre de Mr. Dupont, qui est inserée dans ma premiere dissertation; mais on voit pourtant qu'elles ont constamment soulagé la plûpart de ceux qui en ont usé au Mont-

C ij

de-Marsan pour la Nephretique. Ce qu'il y a de singulier, c'est qu'elles y paſſent pour être fort actives, & mêmes brutales, tandis qu'il eſt certain, par une obſervation conſtante, qu'il n'y en a pas, dans la claſſe des ferrugineuſes, qui ſoient auſſi douces & auſſi innocentes dans leur maniere d'agir, comme je l'ai remarqué Page 26.

TROISIEME OBSERVATION.

Le R. P. Joſeph Capucin vint ici, il y a ſix Ans ſouffrant depuis long-temps habituellement de l'Eſtomach, & de la Region des Reins, & rendant de temps en temps du Gravier par les Urines. Je lui conſeillai l'uſage des Eaux de Gan, qui le guerirent parfaitement de la douleur aux Reins & du mal d'Eſtomach ; il n'y a pas long-temps, qu'il m'a dit, qu'il n'avoit jamais plus ſouffert de l'Eſtomach, qu'il avoit été très long-temps ſans ſouffrir des Reins, & que les douleurs qu'il y avoit reſſenties depuis peu, avoient été paſſageres & très ſupportables.

QUATRIE'ME OBSERVATION.

Un Prêtre des environs avoit eu pluſieurs attaques de Colique Nephretique, & ſouffroit habituellement des Reins, rendant ſouvent des Glaires, du Sable &c. il avoit fait inutilement divers Remedes ; enfin il prit, il y a pluſieurs Années les Eaux du Broca qui lui firent un bien infini, au point qu'il a été pluſieurs Années ſans avoir aucun reſſentiment de cette Maladie.

CINQUIE'ME OBSERVATION.

Le R. P. Plumeau de la Compagnie de Jesus, Predicateur distingué, étant venu icy pour y Prêcher l'Avent & le Carême, me Consulta à l'occasion des ardeurs d'Urine qu'il avoit habituellement ; il fut sondé, & on lui trouva la Pierre, il avoit, outre ces Ardeurs, une douleur aux Reins habituelle, qui l'incommodoit encore plus que la Pierre, & lui faisoit craindre de ne pas pouvoir aller au bout de sa Carriere ; je lui dis, que je ne connessois pour la Pierre d'autre Remede que l'operation ; mais qu'il pouvoit esperer de l'usage des Eaux du Broca un soulagement sensible pour ses Reins ; il les prit pendant un Mois à la dose d'une Bouteille tenant Pinte du Pays avec tant de succès, que sa douleur aux Reins se dissipa totalement, ce qu'il attribua à la grande quantité de Glaires, & des petites Pierres qu'il rendit pendant leur usage ; il fut même entierement soulagé de ses Ardeurs ; il resta ici depuis l'usage des Eaux environ sept ou huit Mois, pendant lesquels il n'eût aucun ressentiment de sa douleur ; il fut même si calme du côté de ses Ardeurs, qu'il partit d'ici bien convaincu qu'on s'étoit trompé en le Sondant.

SIXIE'ME OBSERVATION.

Mr. Testevin d'Orthez, fort sujet au Gravier & à la Nephretique, prit il y a plusieurs Années les Eaux du Broca ; dans le cours de leur usage, il sortit du Rein une Pierre considerable, qui s'arrêta dans la Vessie ; & lui donna des Ardeurs d'urine insupporta-

bles, je ne sçai par quel Conseil il s'abeurta à conti-
nüer dans cet état les Eaux du Broca ; mais enfin, il
rendit le dix-huitiéme jour une Pierre très-considerable
il n'a plus eu depuis aucun ressentiment de Nephretique. Cette observation me paroît prouver deux cho-
ses ; l'une que ces Eaux poussent avec force par les
Urines, l'autre combien il est dangereux d'en user,
lorsqu'il y a lieu de soupçonner dans les Reins ou
quelque Pierre, ou quelque Gravier considerable,
comme je l'ai remarqué dans ma premiere Lettre sur
les Eaux de Gan.

SEPTIE'ME OBSERVATION.

Le nommé Picard Cordonnier de cette Ville, avoit
eu chaque Année pendant douze Ans consécutifs une
ou deux attaques de Nephretique, sans jamais rendre
ni avant ni après, ni Glaires, ni Gravier; il souffroit habituellement des Reins au point d'être souvent interrompu dans les fonctions de son métier.
Après avoir tenté sans aucun succès toute sorte de
Remedes, il prit, il y a deux Ans les Eaux du Broca ;
il n'a plus eu d'attaque, sa douleur aux Reins se dissipa
totalement, & n'a plus reparû, si ce n'est qu'il me
dit, il y a quelques jours, qu'il en souffroit tant
soit peu.

HUITIE'ME OBSERVATION.

Une Dame des environs me Consulta, il y a huit
Ans à l'occasion de plusieurs attaques de Colique
Nephretique qu'elle avoit essuyées ; elle rendoit souvent du Gravier, & souffroit habituellement de l'un
des Reins. Je lui envoyay les Eaux du Broca, qui lui

rient rendre beaucoup de Gravier, & diſſiperent
entierement ſa douleur au Rein. Six Ans s'écoulerent
ſans qu'elle eût le moindre reſſentiment de ſes Symp-
tômes ; vers ce temps là la Nephretique lui étant
revenuë elle m'écrivit, je lui envoyay des Eaux du
Broca, qui lui firent rendre quelque Gravier & la
ſoulagerent entierement ; elle n'a plus eu depuis aucune attaque.

NEUVIE'ME OBSERVATION.

Le nommé Pouquet du lieu Deſcouhés fut atteint,
il y a environ huit Ans d'une douleur aux Reins très-
vive avec des Ardeurs d'urine inſuportables, qui lui
durerent pendant ſept Mois ſans interruption ſes Urines étoient habituellement rouges ou blanchâtres, &
ſouvent Sablonneuſes. Après avoir tenté ſans Fruit
toute ſorte de Remedes, il ſe rendit à Gan, où il prit
pendant quinze jours à la doſe d'un Pot & demi par
jour les Eaux du Broca, qui lui furent ſi ſalutaires,
qu'il paſſa enſuite deux Ans ſans ſouffrir des Reins,
ſans Ardeur, rendant les Urines naturelles. La douleur aux Reins lui étant revenuë tant ſoit peu deux
Ans après, il revint à Gan, où il en uſa comme la
premiere fois ; il y trouva le même ſoulagement, &
n'a preſque plus ſouffert depuis, lorſqu'il alla à Gan,
il étoit anéanti & atteint des Fiévres d'accez, qui
cederent, comme tous ſes autres Symptomes, à l'uſage des Eaux.

DIXIE'ME OBSERVATION.

Le nommé Santin, habitant de Navarrenx avoit
eu diverſes attaques de Nephretique très violentes,

accompagnées de vomiſſement, d'une douleur fixe aux Reins qui s'étendoit juſqu'aux Ureteres, de ſuppreſſion d'Urine, d'Urines rouges & comme ſanguinolentes &c. Il rendoit auſſi de temps en temps quelque petit Gravier : mais en très petite quantité, dans cet état il alla, il y a environ ſix Ans prendre les Eaux du Broca ſur les Lieux, qui lui firent rendre beaucoup de Gravier, & le ſoulagerent conſiderablement ; il les prend regulierement tous les Ans, & il leur doit l'agrement d'être habituellement ſans ſouffrance, de n'avoir plus eu d'attaque, & de pouvoir vacquer à un Commerce des plus fatigans.

ONZIE'ME OBSERVATION,

Monſieur Egan, Prêtre & Aumônier des Dames de la Communauté de Sainte-Urſule de cette Ville avoit eu une infinité d'attaques de Nephretique, dont pluſieurs l'avoient mis en danger de perir ; il rendoit ſouvent du Gravier & des petites Pierres, & ſouffroit habituellement de l'un des Reins. Les Eaux & les Bains de Bagneres, les Diuretiques de toute eſpece, les Bains domeſtiques &c. tout avoit été mis en uſage inutilement, ſa douleur fixe au Rein le tourmentoit conſtamment, & ſa Colique revenoit au-moins tous les Ans. Il y a environ dix Ans, qu'il prit par mon Conſeil les Eaux du Broca qui lui firent rendre une quantité prodigieuſe de Pierres & de Gravier ; ſa douleur au Rein ſe diſſipa entierement, & cette Année s'écoula ſans qu'il eût d'attaque. L'Année ſuivante, il les reprit par précaution & par reconneſſance ; depuis ce temps là, il n'a jamais plus eu d'attaque de Colique, ni de douleur au Rein conſiderable ; s'il en souffroit quelquefois, c'étoit des douleurs paſſageres & très ſuportables, qui n'eurent jamais aucune ſuite, & qui paſſoient d'elles-mêmes. Il mourut il y a environ deux Ans dans le cours d'une Maladie épidemique, qui regna dans ce Pays ; dans l'ouverture du Cadavre, j'eus ſoins d'examiner le Rein qui avoit été le ſiége de tant d'attaques de Coliques violentes. Nous n'y trouvames ni Pierres, ni Gravier, ni Glaire, ni quoique ce ſoit d'étranger, & ce qui nous ſurprit beaucoup, c'eſt qu'il étoit auſſi ſain & auſſi naturel que celui qui n'avoit jamais ſouffert.

DOUZIE'ME OBSERVATION.

Un Mandiant affligé d'une Sciatique opiniâtre & fort ſujet à la Nephretique paſſa dans cette Ville, allant aux Eaux de Bagneres ; il s'y arrêta quelques jours dans l'objet de ſe procurer quelque reſſource pour ſon Voyage. Un de mes Confreres lui ayant conſeillé l'uſage des Eaux & des Bains du Broca, il ſe rendit à Gan & y prit pendant un Mois les Eaux & les Bains. Dans le cours de leur uſage il rendit une quantité prodigieuſe de Pierres & de Graviers mélés de Glaires & de Sang. Sa Sciatique fut emportée, & il ſe trouva conſiderablement ſoulagé d'une douleur aux Reins qui le tourmentoit depuis long-temps, & le tenoit tout courbé ſur le devant. Il a reſté ici pendant près de trois Ans prenant aſſidûment les Eaux du Broca ; il m'a dit très ſouvent qu'il étoit auſſi diſpos qu'il l'eût jamais été, qu'il étoit entierement libre de ſa douleur aux Reins, & qu'il n'avoit pas eu depuis qu'il avoit pris nos Eaux le moindre ſoupçon de Nephretique.

Si je ne craignois de vous ennuyer par un détail toujours uniforme, je vous parlerois de plusieurs personnes de Martiac, où ces Eaux sont en grande reputation, d'un Marchand de Condom, d'un autre de Tonens, d'un Jurat de Chartitte & de plusieurs autres Malades atteints de la Nephretique qui ne cessent de chanter les éloges de nos Eaux, je me contente de vous dire, après des perquisitions exactes, que parmi le grand nombre de ceux qui en ont usé depuis quelques Années; je n'en connois pas trois qui n'en ayent été sensiblement soulagés. C'est sur la Foy de ces Observations si constantes, & si multipliées, que j'ai avancé que les Eaux du Broca avoient non seulement une vertu particuliere pour nettoyer les Reins & emporter tous les corps étrangers qui s'y forment, mais encore la proprieté de fortifier par leur vertu tonique le ressort de cet organe, dont à mon avis la foiblesse ou le relâchement sont la cause la plus ordinaire des retours de cette Maladie; c'est à Vous & aux Lecteurs éclairés à juger si je me suis prevenu en leur faveur, & engagé trop legerement dans mes avances.

Ce seroit ici le lieu de vous parler de la maniere dont il faut user des Eaux du Broca; mais comme j'ai déjà passé de beaucoup les bornes ordinaires d'une Lettre, & que j'ai traité cette matiere fort au long dans mon premier Ouvrage. Vous me permettrez s'il vous plait de me dispenser de ce soin, & de vous y renvoyer. Une reflexion par laquelle je vais finir tout ce que j'ai à vous dire de ces Eaux, c'est qu'elles ressemblent beaucoup à celles de Forges, autant qu'il m'est permis de juger de ces dernieres sur les Analyses que nous ont donné les plus grands

Maîtres ; celles-cy font peut-être plus ferrugineuses, celles-là plus bitumineufes ; mais dans le fond il me paroît que c'eft dans les unes & les autres à peu près le même affemblage des principes. Cette reffemblance ne peut qu'être d'un heureux augure pour nos Eaux, puifque celles de Forges font fort eftimées par les plus fçavans Maîtres de l'Art, & prennent tous les jours plus de faveur dans un Païs, où le feul merite à droit d'en attendre. Après cela fi nous ne fçavions, que M. Bordeu n'a mis fur la Scene une foule d'Eaux minerales, qu'il n'a jamais vûës, ni pû connetre que pour les immoler à fa chere Patrie, la Vallée d'Offau, & en orner le triomphe de fes favorites les Eaux bonnes, n'aurions-nous pas lieu d'être furpris qu'il repréfente les Eaux de Gan, & tant d'autres Eaux fort eftimées * comme *des minerales fauff s , factices , des avortons , des monftres*, fur ce fondement qu'elles *ne contiennent pas le Beaume précieux qui fait les Minerales proprement dites* ; mais ces Eaux *proprement dites* pour me fervir de l'expreffion toute neuve de M. Bordeu, ces Eaux fecondes en Efprits, & en huile Ætherée conviennent-elles dans tous les cas, & n'ont-elles pas leurs bornes ? n'en faut-il pas de toute efpece pour faire face à tant de temperammens divers, à tant de complications, à tant de miféres qui nous accablent ? & où en ferions-nous, fi pour plaire à M. B. la nature ne nous avoit donné que des Minerales huileufes, balfamiques proprement dites ? que deviendroient tant de Gens deffechés qui n'ont befoin que d'un Vehicule doux qui les humecte ? tant de Malades obftrués qui ne peuvent guerir, que

* Page 15. de la premiere Edition Lettre 21.

par l'ufage des Eaux ferrées ? tant de Bilieux qui doi-vent tout attendre des Eaux purgatives ; tant de Gens fpongieux & phegmatiques qui ont leur reffource dans les Eaux adftringentes & toniques ? auffi voyons-nous que la nature fuit dans la compofition des Eaux minerales le même plan de varieté qu'elle obferve par tout ailleurs : quelquefois riche & liberale pour elles ; quelquefois fimple & œconome ; ici relevant no. Efprits chancellants par des Eaux volatiles & fpiritueufes ; là leur donnant un frein par des Eaux douces & humectantes, tantôt rectifiant nos humeurs par des Eaux fimplement alterantes ; tantôt les évacuant par des Eaux falines & purgatives, quelquefois flâtant nos Fibres trop fenfibles par des Eaux graffes & onctueufes, quelquefois reveillant leur pareffe en ferrant leur tiffu par des Eaux toniques & martialles, toûjours variée dans fes productions, mais toûjours uniforme dans fes vûës, toûjours également fage, & attentive à nos befoins. Quoi donc, fi la nature n'étale fans ceffe dans nos Eaux fa pompe & fa magnificence, ce n'eft plus que la Mere des avortons, des Monftres ? étrange Illufion ! Image finguliere ! & quel autre que M. B. s'eft jamais avifé d'imputer à cette Mere fage d'auffi bifarres productions.

Il me refte à vous parler des Eaux de Lavillé, qui reffemblent beaucoup à celles du Broca. Ces Eaux jailliffent de l'autre côté de la Ville, à l'extrêmité d'une Prairie & tout auprès de la Riviere du lieu, qui dans fes débordemens couvre quelquefois entierement la Fontaine. Dans l'état où elles font, elles ne paroiffent pas plus abondantes que celles du Broca ; mais je fuis convaincu qu'elles le feroient d'avantage, ſi elles étoient exactement ramaſſées. Comme la Fontaine que le Proprietaire a conſtruit depuis quelques Années n'eſt pas encore dans toute ſa perfection , on conçoit que ces Eaux ſont expoſées aux intemperies des ſaiſons ; conſiderées dans un état de pureté & de perfection , elles ſont claires & tranſparentes , ſentent plus le fer que celles du Broca , & prennent mieux qu'elles la teinte de la Noix de gale & de quelques autres Decoctions adſtringentes. Un tant ſoit peu de cette Poudre , leur donne ſur le champ une couleur bleuâtre tirant ſur le violet ; qu'on en ajoûte un peu plus , elles deviennent d'un beau rouge ; un peu plus encore & leur couleur devient d'un rouge brun & foncé. Il eſt à remarquer qu'elles perdent très-vîte cette proprieté ; car il m'eſt arrivé ſouvent de voir qu'elles ne l'avoient plus au moment où elles m'étoient renduës à Pau , qui n'eſt éloigné de la Source que d'environ une lieuë ; ce que j'ai obſervé ſur-tout dans les Bouteilles , où elles avoient fait un dépôt jaunâtre ; ces Eaux donnent auſſi les mêmes ſignes d'Alkalinité , que celles du Broca & pas un au-délà. On ſent auſſi aſſés ſouvent , quand on eſt à la Fontaine , une odeur minerale & ſulphureuſe , & elles ont la qualité de changer la couleur de l'argent; Diſtillées, elles fourniſſent un reſidu aſſez abondant compoſé en partie d'une terre argileuſe , alkaline , & en partie d'une autre terre d'un gris cendré , qui fermente auſſi avec toute ſorte d'acides , ayant mis 'en diſſolution ce reſidu pour en retirer tout le Sel , & ayant fait évaporer la diſſolution au Soleil , j'ai trouvé ſur la fin de l'évaporation , mais en très petite quantité , eu égard à la quantité d'Eau , que j'avois diſtillée , des criſtaux très brillans , figures comme des aiguilles

& difposés comme par Pâquets exactement feparés, & rangés avec une efpece de fymmetrie. Ces criftaux avoient prefque tous plufieurs lignes de longueur, fur une petite ligne de diâmettre, laiffoient dans la bouche un fentiment de fraicheur mêlé de tant foit peu d'amertume, & fe detruifoient avec une facilité extraordinaire : je voulus les faire fêcher au Soleil pour les pefer & les mieux examiner ; mais ils fe fondirent prefque fur le moment, & dégenererent chacun en particulier en une terre grifatre, qui conferva toûjours la figure d'une aiguille ; mais d'une aiguille applatie. La grande fragilité de ces criftaux, leur fraicheur, mêlée d'amertume, leur figure, tout annonce qu'ils tiennent de la nature du Sel de Glaubert. Cependant le Sel de ces Eaux a une qualité que n'a pas le Sel de Glaubert artificiel ; c'eft que mis en diffolution, il caille le lait, pourvû néanmoins qu'ils boüillent bien enfemble ; qualité qui m'a d'autant plus furpris, que les Eaux de Lavillé bien loin de le cailler, même en les faifant boüillir enfemble le garantiffent mieux que l'Eau ordinaire de toute aigreur. La raifon pourquoi ce Sel ne manifefte pas dans les Eaux cette qualité ; c'eft, je penfe, qu'elles font fort abondamment pourvûës, comme nous l'avons déja dit, d'une partie terreftre Alkaline qui en émouffe les pointes & en contrebalance l'action ; ce qui n'eft pas de-même lorfqu'il eft pûr, & feparé des autres principes.. Du refte, ce Sel ne rougit, ni le Sirop violat, ni les teintures blüës, ne fermente point avec les acides, ne reçoit aucun changement de la noix de gale, & ne donne d'autre preuve d'acidité (fi c'en eft une) que de coaguler le lait, comme nous l'avons dit plus haut. On voit par le détail, que nous venons de faire qu'a

quelque difference peu effentielle près , les Eaux de
Lavillé , font de la même nature , que celles du Broca;
elles n'ont pas encore autant de vogue que celles-ci ;
cependant , elles ont gueri des Fiévres quartes , des
jauniffes, des obftructions, & foulagé bien de perfonnes atteintes de la Nephretique ; tout ce que nous
avons dit des Eaux du Broca, peut leur être appliqué,
& toute la difference qui eft entr'elles , c'eft que
celles de Lavillé étant plus chargées de mineral doivent être refervées pour les cas qui demandent plus
d'énergie & plus d'activité.

F I N.